Nursing Today
ブックレット・01

患者の「賢い選択」を支える看護

◉目次

Choosing Wisely キャンペーンの始まりと拡がり　小泉 俊三――3
患者の「賢い選択」に貢献する米国の看護師たち　編集部――22
看護師と患者が質問すべき二五の事柄　米国看護アカデミー――34
Choosing Wisely キャンペーンと看護界　井部 俊子――44

抗菌薬の過剰投与や高齢者への多剤併用、あるいはCT・MRI・内視鏡検査への安易な依存といった過剰医療の是正をめざす「Choosing Wisely」キャンペーン。治療技術の高度化・多様化そして氾濫する情報の中で、患者が本当に必要な医療を受けるために必要な「賢い選択」を支える看護の役割とは何かを考えます。

Choosing Wiselyキャンペーンの始まりと拡がり

小泉俊三

こいずみ・しゅんぞう◉Choosing Wisely Japan 代表、東光会七条診療所所長、佐賀大学名誉教授。

はじめに——患者本位の「ケアの質」について考える

ケアの質向上はケアに携わる専門職であれば誰もがめざす目標であり、質の高いケアが患者の回復に寄与できたときの喜びは大きい。ところで、「質の高いケア」とは何を指すのであろうか。専門医療の領域では、iPS(人工多能性幹細胞)や免疫チェックポイント阻害薬など、最先端の生命科学を応用した医療で画期的な成果を上げることを「質の高い医療」とする考え方もある。

一方、医療を受けようとする大多数の国民にとっては、生活習慣病やがん、脳血管障害、心疾患や腎疾患、肺炎、認知症など誰もが気掛かりな疾患に対して、〝科学的〟に評価が定まった医療をいつでもどこでも安心して確実に受けられることのほうが切実である。医療の質についてのこのような見方は、「患者本位の医療の質」と表現されることもある。医療の受け手（患者・家族）にとって「益」（アウトカムとしてのQOLの改善）が最も大きく、医療事故や薬の副作用に代表される「害」が最も小さな医療を「質の高い医療」とするこのような発想は比較的新しい。

ここでいう〝科学的〟とは、個々の医療的介入の意義を、患者の健康アウトカム（QOL）を評価軸とする〝臨床研究〟から得られた知見（エビデンス）に基づいて評価することを指し、これに患者の価値観および現場の状況を併せて臨床上の判断を行うべきであることを強調したのがマクマスター大学のデヴィッド・サケット教授（一九三四〜二〇一五）である。一九八〇年代に提唱されたこの考え方は、最初、臨床疫学と名付けられたが、のちにEBM*として、医療界全体に大きなインパクトをもたらした。看護ケアの領域でも、このころから現場のデータを重視するEBN**の考え方が普及した。

医師の場合、自らの技量を最大限に発揮して有効な医療をできるだけ多くの患者に提供することをめざし、そのためには長時間の過酷な業務も厭わないことが医師らしいと見なされてきた。一方、医療を受ける側も、最新の医療機器や次々と登場する新薬に代表される新しい治療法についての情報を目の当たりにして医療への期待が高まると同時に、自らの健康についての不安感も募り、健診機関や病院を受診することが多くなっている。

＊ evidence-based medicine：根拠に基づいた医療
＊＊ evidence-based nursing：根拠に基づいた看護

その結果、①不要不急の救急外来受診や複数の医療機関への多重受診、②〝念のために〟と実施される頻回の検体検査、③がんなどの重篤な疾患を除外する目的で多用される高価な画像診断、④高齢者への多剤処方、⑤抗菌薬の不適切使用、⑥検査適応の際限のない拡大など、その必要性や有用性を時に疑問視せざるを得ない診療行為が増えている。ケアに関しても同様で、十分なケアができていない場面があると同時に、ケアを提供する側の都合で、患者にとっては不必要で場合によっては有害なケア行為が行われていることも少なくない。

これらの現象を、視野を広げて素直な目で眺めると、〝私たちが行っている医療やケアは少し『やり過ぎ』ではなかろうか？〟との思いを禁じ得ない。そして、そのために現場スタッフが多忙を極めて疲弊し、コミュニケーション不足も加わって、患者・家族は十分な満足感を得られず、時には「医療事故」という形で質の低い医療を提供してしまっているとしたら大きな矛盾である。「過ぎたるは猶及ばざるが如し」という格言もあるが、患者安全の観点からも、過剰な医療については一度立ち止まって考え直してみる必要があるのではなかろうか。このような認識を背景に、Choosing Wisely（以下、CW）キャンペーンが注目されている。

ＣＷキャンペーンのルーツ――「新ミレニアムにおける医のプロフェッショナリズム：医師憲章」について

ＣＷキャンペーンのルーツとなったのは、「新ミレニアムにおける医のプロフェッショナリズム：医師憲章[*]」（ミレニアム医師憲章）である。どのような文書か、ここで手短に触れておく。二〇〇二年に公表されたこのミレニアム医師憲章は、米国内科学会（ＡＣＰ[**]）、米国内科専門医機構（ＡＢＩＭ[***]）財団、欧州内科連合のイニシアティブで策定され、米国と欧州で同時に発表されて大きな反響を呼んだ。

ミレニアム医師憲章が起草されるに至った背景に、一九九〇年代に入って米国で市場原理によるドラスティックな医療改革が急速に進んだことがある。マネージド・ケアと呼ばれた新しい方式は民間保険会社による前払い式の医療保険制度で〝管理医療〟とも訳されている。医療費の抑制を意図して導入された包括払い方式であったが、契約内容によって受診できる医療機関や診療内容にさまざまの制限があるなど、その行き過ぎが目立つようになった。また、医療費抑制の観点からは、同じ病名であれば診療行為を少なくしたほうが医療機関の収入が増えるので無駄な診療を抑制できるとされたが、必要な診療も行われなくなるなどその弊害が顕著になった。具体例として保険会社の承認を得てからでないと救急車も要請できないなど、何のための医療保険か、と米国民のあいだ

＊ Medical Professionalism in the New Millennium：A Physician Charter
＊＊ American College of Physicians
＊＊＊ American Board of Internal Medicine

図1　新ミレニアムにおける医のプロフェッショナリズム：医師憲章

＜基本的原則（3項目）＞

・患者の福利優先
・患者の自律性
・社会正義（公正性）

（出典：ACP日本支部翻訳プロジェクト，内科専門医会誌 Vol.18, No.1, 2006.）

＜プロフェッショナルとしての一連の責務（10項目）＞

・プロフェッショナルとしての能力に関する責務
・患者に対して正直である責務
・患者情報を守秘する責務
・患者との適切な関係を維持する責務
・医療の質を向上させる責務
・医療へのアクセスを向上させる責務
・**有限の医療資源の適正配置に関する責務**
・科学的な知識に関する責務（科学的根拠に基づいた医療を行う責務）
・利害衝突に適切に対処して信頼を維持する責務
・プロフェッショナル（専門職）の責任を果たす責務

無駄の回避

（出典：割当〈配給〉制から「無駄の回避」へ，NEJM, 366, 1949, 2012.）

に怨嗟の声が高まるに至った。

このような中で、医療の本来の姿が見失われつつあるのではないかとの危機感を持った米欧の医療界のリーダーによって起草されたのが、このミレニアム医師憲章である（**図1**）。その前文には、危機に瀕した医療プロフェッショナリズムを擁護する立場から、有志が集まって検討を重ねた経緯が記されている。本文は、①患者の福利優先、②患者の自律性、そして③社会正義（公正性）からなる三つの基本原理と一〇項目の責務で構成されている。その中で、責務の七番目に掲げられているのが「有限の医療資源の適正配置に関する責務」である。当初は、移植医療や血液透析など、限られた患者しか受けることのできない高度の医療技術をいかに公正に提供するかを問う項目であったが、その後、「無駄の回避」もこの項目の重要な内容と見なされるようになった。

ABIM財団によると、現在、このミレニアム医師憲章は世界中の一三〇以上の学術団体によって承認され、日本語も含めて一二カ国語に翻訳され、約一〇万部のコピーが配布されている。また、このミレニアム医師憲章が公表されて以来、プロフェッショナリズムを扱った医学論文は約三倍に増え、年間三〇〇論文を数えるに至っている。

CWというキーワードは、いつ、どこで登場したのか?

ミレニアム医師憲章の起草に当たってイニシアティブを取ったABIM財団は、その後、毎年夏、この憲章を実践に移すための定例フォーラムを開催していたが、二〇一一年三月、〝医療資源を賢明に使う(wise use)こと〟を勧める試みについてプレスリリースを発出するとともに、この年の七月に開催されたフォーラムのメインテーマを「賢明な選択:持続可能なシステムを築くための医師、患者、医療界の責務*」とした。これが、公式に〝Choosing Wisely〟というキーワードが用いられた最初である。翌二〇一二年四月には、九学会【注1】が策定した後述の「五つのリスト」とともにCWキャン

* Choosing Wisely: The Responsibility of Physicians, Patients and the Health Care Community in Building a Sustainable System

ペーンが発足することとなった。二〇一二年のフォーラムでも「資源が限られた時代における賢明な選択*」がテーマとされ、“Choosing Wisely”というキーワードを軸としたキャンペーンが本格的な拡がりを見せ始めた。

「五つのリスト」とは何か?

二〇一二年に発足したCWキャンペーンが大きく注目されたのは、発足に当たって、“医師も患者も考え直すべき診療行為”について「五つのリスト(Top Five List)」を具体的に提示したことである。

このリスト作成の経緯を辿っていくと、二〇〇九年に発足した全米医師アライアンス(NPA**)のプロジェクトに行きつく。NPAもミレニアム医師憲章に触発されて設立された医師の団体である。当初、無駄と思われる診療行為をリストアップする試みは、「医学におけるよきスチュワードシップを促進する***ためのプロジェクト」と名付けられ、医学教育で有名なスティーブン・R・スミス医師(ブラウン大学、家庭医療学)のリーダーシップの下、米国内科学会、米国家庭医療学会、米国小児科学会の三学会からそれぞれ五名が参加してワーキンググループを結成することから始まった。

ワーキンググループでは、日ごろ実施されているにもかかわらず必要とは思われない主な診療行為を、「あなたが、あなた自身の診療の中でできる五つのこと****」として二〇一一年、専門医学誌

* Choosing Wisely in an Era of Limited Resources
** National Physicians Alliance
*** Promoting Good Stewardship in Medicine
**** 5 Things You Can Do in Your Practice

に公表した。

ブロディ博士によるＮＥＪＭ誌上での呼びかけ

一方、二〇一〇年、テキサス大学の臨床倫理学者ハワード・ブロディ博士は、New England Journal of Medicine（ＮＥＪＭ）誌（三六二巻二八三ページ）に、「医療改革における医療界の倫理的責任—上位五つのリスト*」と題した記事を寄稿し、ＮＰＡにおける三学会の取り組みを念頭に、米国の各専門学会に宛てて、「高騰する医療費が医療改革の障害となっているとき、医師の職能団体には、自らの収入減をもたらすかもしれないことも提言する倫理的責務がある」として、各専門領域で〝医師、患者双方にとって問い直すべき五つのこと**〟、すなわち上述のＮＰＡプロジェクトに倣って、相対的に臨床的意義の低い五つの診療行為（「五つのリスト」）を列挙することを呼び掛けたのである。

この記事の中で、ブロディ博士は、変形性膝関節症に対する関節鏡手術や放射線被爆のリスクを伴うＣＴ検査を例に挙げて、それぞれの専門学会の会員が頻回に指示する「診断のための検査」や「治療」のうち、最も高価で、かつ、これらが常用されている患者群に対して有益でないとのエビデンスがすでに示されている「五つ」の診療行為、言いかえると、それぞれの専門領域において、患者が医療の恩恵を受ける機会を奪わずに、最も手早く医療費を節約するための〝処方箋〟ともいうべ

* Medicine's Ethical Responsibility for Health Care Reform ; The Top Five List
** Five Things Physicians and Patients Should Question

き「診療行為」をリストアップすることを求めた。

また、エビデンスが十分でないことを理由に有効性比較研究（CER）の結果を待つべきであるとの反対意見があることも想定して、すでに明らかとなっている少数の診療行為だけでもリストアップすることから出発すべきであると、緊急にアクションを起こすことの重要性を強調している。

そして、この呼び掛けを実際に担い、各団体からの「五つのリスト」を広く公表したのが、“Choosing Wisely”と名付けられたキャンペーン活動であった。二～三年のうちに大部分の専門学会から各領域の「五つのリスト」が寄せられ、二〇一九年五月現在、全米の八〇以上の専門学会や職能集団から計五五〇以上のリストが根拠文献とともに提供されていて、CWのホームページ上*で閲覧・ダウンロード（無料）できる［注2］。

CWキャンペーンの主旨と立脚点について

一方、医療への過剰な期待や、過度の不信感を抱いている患者・家族、市民に対する働きかけとしては、患者が自ら受けたい、あるいは受けたくないと思っている医療について、患者自身がいったん立ち止まって考え直す機会を提供し、医療の有効性やその限界・危険性についてバランスの取れた賢明な選択に至るようサポートすることが基本となる。言い換えると、患者にとって有益であ

＊ http://www.choosingwisely.org/

り、弊害が最も少ない医療についての対話を促進し、診療上の意思決定の共有をめざすこと*がキャンペーンの主旨である。これには、医療職と患者との良好なコミュニケーションが前提となるが、以上をまとめると、CWキャンペーンの主旨と立脚点は以下の二点に要約できる。

①医療職にはプロフェッショナリズムに基づいた臨床判断を、患者・市民には医療の有効性と不確実性についてのバランスの取れた理解と態度を、そして双方の真摯な対話と熟慮、共同意思決定を促すこと。

②専門学会から提示された「五つのリスト」自体が有効性に乏しい診療行為に関するエビデンス集となっていることを踏まえ、医療職には、EBMの原点に立ち返り、持続可能な医療システムを念頭に置いたEBMの実践を促すこと。

立脚点その①——プロフェッショナリズムについて

日常の診療現場を振り返ってみても、メディアやインターネットから得た玉石混交の健康情報や知人からの口コミ情報に基づいて医療に過度の期待を抱き、過剰な医療を求めて来院する患者は少なくない。一方、医師の側としても得られる情報は得ておきたいし、何かできることはしておきたいと思う。医療訴訟も気掛かりであり、出来高払い制のもとでは多くの検査や手技・手術を実施するほうが医療機関や医師にとって経済的メリットがある。そして何よりもこれまでの診療スタイル

* Shared Dicision Making (SDM)

を急に変えることは難しい。

患者側も医療提供側も過剰な医療に傾きがちになるこのような現状を前にして、〝いったん、立ち止まって考え直そう〟と、現場の医師に、患者本位の適正な医療をめざすプロフェッショナルとしての〝省察〟を促すのが、CWキャンペーンの医療職に対する基本的なアプローチである。これは、このキャンペーンが、ミレニアム医師憲章に由来することからも当然である。とはいっても、今日の複雑な医療環境の中では、「自らの信念に基づく診療姿勢を保つことは容易でない」との声が直ちに返ってくることは想像に難くない。しかし、それでもなお、医療職としてあるべき姿を見失いたくはない、との思いはほとんどの臨床医に共通しているのではなかろうか。

前述したことは、医師個人レベルの職業倫理という意味でのプロフェッショナリズムであるが、近年、プロフェッショナリズム概念自体にも大きな変化が見られる。従来は、プロフェッショナリズムと言えば、生得的に個人に備わっている資質と捉えられることが多かったが、現在では、個人にとどまらずチームのプロフェッショナリズム、部門のプロフェッショナリズム、機関（病院）のプロフェッショナリズム、より包括的には専門職能団体（プロフェッション）のプロフェッショナリズムというふうに多くのレベルでプロフェッショナリズムが問われる時代となっており、かつ、診療実践を重ねる中で修得可能である、とされている。詳細は、「日常診療の中で学ぶプロフェッショナリズム」（W・レビンソン他 著、宮田靖志・小泉俊三 監訳、カイ書林刊、二〇一八年）を参照されたい。

立脚点その②——ＥＢＭ（根拠に基づく医療）について

また、ＣＷキャンペーンは、患者との対話の中で医療職として推奨すべき医療内容の参照点を、「五つのリスト」という形でＥＢＭ（根拠に基づく医療）に置いているのが特徴である。言い換えると一九八〇年代に提唱されたＥＢＭをその原点に立ち返って実践しようとする運動として捉えることもできる。

冒頭に述べたように、三〇年以上前にマクマスター大学のデヴィッド・サケット教授が提唱したＥＢＭは、その後世界的に普及したが、ＣＷキャンペーンはこのＥＢＭを今日の診療環境の中で活かす試みだといえよう。中でも、従来、エビデンスと実践の乖離（Evidence-Practice Gap）といえば、〝エビデンスがあるのに現場で実施されていない〟こと（過少医療）に焦点が当てられがちであったのに対して、〝エビデンスがないのに慣習的に実施されている〟（過剰な）診療行為についても、〝いったん、立ち止まって考え直そう〟というのが、ＣＷキャンペーンの新しい着眼点である。

ＣＷキャンペーンを推進するにあたっての基本原則

ＣＷキャンペーンを推進するにあたっての基本的な原則を表に示した**（表１）**。これらの原則の

表1　Choosing Wisely キャンペーンの基本原則

医師主導	医師の組織や専門職能団体が、プロフェッショナリズムを向上させる取り組みとして、Choosing Wisely キャンペーンを主導する。このことによって、このキャンペーンが政府やその他の医療団体による医療費削減や規制のために使われないようにもできる。
患者中心	このキャンペーンの核心は共同意思決定にあり、その過程で臨床家と患者が、検査や治療が本当に必要か否かについて討論することである。
EBM に準拠	推奨（「5つのリスト」）には、常用されている検査や治療が患者に害をなすかもしれず、益をもたらさないことについてのエビデンスを引用する必要がある。このことは、医師と患者が互いに信頼する上で必須である。
多職種協働	医師は、このキャンペーンにパートナーとして参画する、その他の医療職と協働してケアを提供する。
透明性	推奨（「5つのリスト」）を作成する過程では、潜在的な利益相反を避けるために透明性を確保する必要がある。

（出典：Levinson W., Kallewaard M., Bhatia RS., et al. : BMJ Qual Saf 24, 167-174, 2014.）

中でも、特に、このキャンペーンが医療職能団体（プロフェッション）主導であり、行政や医療費支払い団体の医療費削減政策とはその方向性が異なることを強調しておく必要がある。医療費の高騰が危機的状況にある今日、コストの問題を避けて通ることはできないとしても、キャンペーンの主眼点が患者自身にとっての「益」を増やし、「害」を少なくするところにあることは、医療現場におけるコミュニケーションの向上をめざすこのキャンペーンの本旨からも、患者・家族との対話の中で繰り返し確認しておきたい要点である。

さらに、良心的な医師の取り組みとして始まったCWキャンペーンではあるが、今後は、医療を提供する多くの専門職の協働によって展開すべきである。例えば、高齢者に対する多剤処方（polypharmacy）の課題では薬剤師の役割が、画像診断や検査の領域では診療放射線技師や臨床検査技師の役割が大きい。また、ケアの中心的担い手であり、患者の思いや療養上のニーズを知悉した看護師の役割は、このキャンペーンの展開とともにますます重要になってくる。

ＣＷキャンペーンの国際的な拡がり

米国でＣＷキャンペーンが発足した二年後、ＣＷカナダ代表のウェンディ・レヴィンソン教授（トロント大学内科学講座主任）の呼び掛けにより、二〇一四年六月、アムステルダムにて第一回ＣＷ国際円卓会議が開催された。日本を含むカナダ、アメリカ、イギリス、オランダ、デンマーク、ドイツ、イタリア、オーストラリア、ニュージーランドの計一〇カ国から代表二〇名が参加し、ＣＷキャンペーンが国際化する第一歩となった。その後も同会議は、ロンドン、ローマ、アムステルダム、チューリッヒの順で毎年開催されている。ＯＥＣＤ*、コモンウェルスファンド、世界銀行、国際医療の質学会（ＩＳＱｕａ）、コクラン共同計画からの参加も得て、活発な討論が繰り広げられた（討論の過程で練り上げられた世界の「トップ一〇リスト」を**表2**に示す）。二五カ国から五〇名の参加があった第五回（二〇一八年）の会議では、新たに「普及と実践」科学*が重点的に取り上げられた。

一方、東アジアでは、わが国の動向（後述）に触発されて、二〇一五年一月、韓国における甲状

＊ Organisation for Economic Co-operation and Development

表2　Choosing Wisely 推奨トップ10リスト（世界）

①レッドフラッグサインがない限り、発症後 6 週間以内の背部痛に対して画像審査をしないこと。
②症状が7日以上続く、もしくは発症後の症状の増悪がない限り、軽度〜中等度の急性副鼻腔炎に対してルーチンで抗菌薬を処方しないこと。
③高齢者の不眠、興奮、せん妄の第一選択としてベンゾジアゼピンもしくは他の鎮静睡眠薬を使用しないこと。
④胃腸症状に対してプロトンポンプ阻害薬（PPI）を少なくとも年に1回の中止もしくは減量の試みなしに長期間投与しないこと。
⑤ハイリスクマーカーが存在しない限り、心臓由来の症状がない患者の初期評価において、負荷心臓画像検査や非侵襲的画像検査を施行しないこと。
⑥認知症の精神・行動症状の治療の第一選択として抗精神病薬を使用しないこと。
⑦低リスクの外科的処置の前に定例の術前検査を行わないこと。
⑧特有の尿路症状がない限り、高齢者の細菌尿に抗菌薬を使用しないこと。
⑨重症ではない患者のモニタリング、利便性、失禁管理を目的に尿道カテーテルを挿入、留置をしないこと。
⑩無症候性の患者の定期的なフォローアップとして毎年の負荷心臓画像検査を行わないこと。

腺がん過剰診断の現状をＮＥＪＭ誌に報告した高麗大学大学院のアン教授が主導する「ＣＷ韓国国際シンポジウム」がソウルで開催された。二〇一八年にはＣＷ台湾が発足し、二〇一九年に台北で国際シンポジウムが開催され、ＣＷアジア設立の機運が高まっている。

わが国におけるキャンペーンの展開——Choosing Wisely Japan の発足

日本で初めてＣＷをキーワードとした医師の集まりが開催されたのは二〇一三年一二月のことである。徳

＊ Dissemination and Implementation Science

田安春医師が世話人となって「ジェネラリスト教育コンソーシアム」の第五回研究会が国立病院機構名古屋医療センターで開催され、過剰医療をめぐる問題についてさまざまな側面から討論が繰り広げられた。この時の記録は、徳田安春医師の責任編集で『あなたの医療、ほんとはやり過ぎ?～過ぎたるはなお及ばざるがごとし～Choosing Wisely in Japan－Less is More』(ジェネラリスト教育コンソーシアムVol・5)として、二〇一四年五月にカイ書林より刊行されている。

その後、メディアを通じた啓発と広報が進み、二〇一五年四月には、医療の質・安全学会の中に「過剰医療検証とCWキャンペーン」ワーキンググループが発足。二〇一六年一〇月にはトロント大学のレヴィンソン教授を招聘し、日本医療機能評価機構本部でCWジャパン・キックオフセミナーが開催され、その場で「Choosing Wisely Japan」(CWJ)の設立が宣言された。

CWJは、①行政用語としての「適正医療」(＝医療費削減の婉曲表現)とは似て非なるものであること、②一部のマスコミでもてはやされている現代医療全否定論ないしは医療無用論とはその基本的な姿勢を異にしていることを明確にし、日本プライマリ・ケア連合学会、医療の質・安全学会、ACP日本支部総会などの場でその概要を紹介してきた。さらに二〇一七年六月には、日本医学会主催のシンポジウム「医療における賢明な選択を目指して」が開催され、わが国の医療界全体に問題提起する機会となった。

また、この時期、医学生グループもChoosing Wisely－Student Commiteeを結成し、臨床実習における医学生の行動指針としての「五つのリスト」を作成したり、米国版「五つのリスト」の邦訳に取り組んだりするなど、CWJの一翼として全国的に活発な活動を展開している。

また、わが国独自の「五つのリスト」については、徳田安春医師らを中心とするジェネラリスト教育コンソーシアムのリスト【注3】や日本感染症教育研究会（IDATEN）のリスト【注4】が公開されており、現在、いくつかの学会でそれぞれの領域に関するリストの策定が検討されている。

まとめにかえて——CWキャンペーンのこれから

以上、米国で始まったCWキャンペーンの経緯、特に欧州から世界に拡がり、わが国でもCWJとしての活動が展開されている現状を手短に紹介したが、CWキャンペーンがめざしていることは、医師・薬剤師・看護師・検査技師・放射線技師などの医療職が、日々の診療場面で往々にして見られる過剰な診療行為やケアに自覚的になり、患者にとって「害」が少なく、「益」が最大となる医療やケアを、患者・家族との対話を通じて明らかにすること、そしてそのことを通じて質の高い医療やケアを提供することである。

また、医学と医療テクノロジーの進歩は人々の健康にとって大きな希望ではあるが、その一方で、少子高齢化、社会の絆の脆弱化、健康格差の問題などさまざまの課題を抱えた現代社会に生きている私たち一人ひとりが、病気や障がい、健康問題、究極的には死に直面したとき、どういう治療上の選択肢があり、どう向き合うべきかを冷静に考え、どのような対処のしかたを選ぶのが賢明なのか、との問いとも直結している。このように考えると、CWキャンペーンは、急性期疾患中心の二〇世紀型医療から人々の社会生活全般の中で健康増進や医療とケア、リハビリテーションを包括的に捉える二一世紀型のケアシステムへと急速に移行しつつある現状を先取りした活動でもある。

さらに、CWキャンペーンがめざしていることは、医療の領域にとどまらず、人類の生存にとって、さまざまの資源が有限であることを直視して二一世紀の持続可能な社会を築こうとする国際連合の「持続可能な開発目標*」【注5】が掲げる理想とも無縁ではない。地球環境を含め私たちが享受できる資源は、私たちの対応次第で脆弱・有限であり、世界中の人々が健康で人間らしい生活を営めるようになるには、医療や看護の領域でも、医薬品や医療資材、最新の医療機器、優れた医療技術、人材など、その資源が有限であることを忘れてはならない。

【注1】：米国アレルギー・喘息・免疫学会、米国家庭医療学会、米国心臓学会、米国内科学会、米国放射線学会、米国消化器学会、米国臨床腫瘍学会、米国腎臓学会、米国核心臓学会の九学会

* Sustainable Development Goal (SDG)

[注2]：ＣＷのウェブサイトでは、検査の有用性とリスクなどについての患者説明用パンフレット、臨床場面を再現した動画なども提供されている。ＡＣＰからも、医療職を対象に、“High Value Care”（高価値医療）の表題のもと、同様の情報や教材が提供されている（https://www.acponline.org/clinical-information/high-value-care）。また、キャンペーン発足以来、約七年が経過した米国では、すでに多くの成功事例が紹介されている（http://www.choosingwisely.org/success-stories/）。

[注3]：Yasuharu Tokuda: Current Status of Choosing Wisely in Japan. General Medicine 16(1), p3-4, 2015.（https://onlinelibrary.wiley.com/doi/pdf/10.14442/general.16.3）

[注4]：日本感染症教育研究会（ＩＤＡＴＥＮ）――http://www.theidaten.jp/pages/choosingwisely.html

[注5]：国連開発計画駐日代表事務所――http://www.jp.undp.org/content/tokyo/ja/home/sustainable-development-goals.html

患者の「賢い選択」に貢献する米国の看護師たち

編集部

「看護の未来」と「Choosing Wisely」

米国看護アカデミー(AAN*)は二〇一四年に看護の団体として初めてChoosing Wisely(以下、CW)キャンペーンに参加し、その後二〇一八年までに「看護師と患者が質問すべき二五のリスト」を順次作成してきた(34ページ参照)。

リストの最初の五つ(陣痛時の胎児心拍数モニタリング、高齢患者の安静や歩行制限、拘束、ルーチンケアのために起こすこと、不必要な留置尿路カテーテル)は、看護における各専門分野のリーダーらによる検討を経て作成された。AANは最初のリスト発表とともに、二〇一五年にCWキャンペーン

＊ American Academy of Nursing

のパイロットプログラムを始める州としてテキサス州を選ぶ。そして、テキサス・アクション連携チームを軸とする、テキサス州看護協会など各種団体のボランティアで構成したパイロットプログラムの運営委員会を指導し、その他の関係者も含めたネットワークを基盤にCWキャンペーンを推進した。

まず、上級実践看護師（APRN）と登録看護師（RN）の教育ツールの作成ならびにその評価ツールの開発が行われ、次にアメリカ退職者協会とロバート・ウッド・ジョンソン財団（RWJF）とのジョイント施策「看護の未来：アクション・キャンペーン」と連携し、本格的な教育活動に取り組んだ。このアクション・キャンペーンは、看護を介して医療の改革をめざす活動であり、アメリカ科学アカデミーの医学研究所（IOM*、二〇一五年に米国医学アカデミー**へ改称）がレポート「看護の未来：変化をリードし、医療を強化する***」を発表した後、米国内の各州で開始された。前述のテキサス・アクション連携チームは、こうした各州における活動の一つである。

IOMは、一九九九年に発表した「米国では毎年九万八千人が予防可能な医療ミスで亡くなっている」というセンセーショナルな報告書「人は誰でも間違える****」で知られており、わが国が医療安全に本格的に取り組み始めるきっかけにもなった。IOMは米国の最も緊急性のある健康と医療問題を調査研究して勧告と提言を行う機関であり、IOMのリポートに端を発した「看護の未来」を実現するためのキャンペーンは、切迫した米国医療の立て直しを担う重要な活動だ。

* Institute of Medicine
** National Academy of Medicine
*** The Future of Nursing：Leading Change, Advancing Health
**** “To Err is Human：building a safer health system”

二〇一〇年当時、オバマ政権が医療制度改革法案を議会通過させたことにより、三二〇〇万人の無保険者が保険を持つことになったが、改革を成功させるにはプライマリケアの強化とケアの質の保証と医療費削減（ケアの高価値化）においてナースの活躍が欠かせないとの見解が示された。「看護の未来」キャンペーンは米国の看護師における実践範囲の見直しと教育改革、リーダーシップ／政策提言能力の強化とテクノロジー活用を通して医療の質・安全の向上につなげようとするものであり、先述のテキサス州でのCWパイロットプログラムは、テキサス州における「看護の未来」キャンペーンの流れをくむ看護師たちの取り組みなのである。

すなわち、米国の看護にとって、CWキャンペーンは、それ以前からある「看護の未来」キャンペーンと並行する動きであり、いずれも「オバマケア」がめざした医療保険制度の大改革を背景に生まれたものである。二〇一五年一一月にネバダ州ラスベガスで開催された、第四三回シグマ・テータ・タウ・ビエンナーレ・コンベンションのシンポジウムで、テキサス大学サンアントニオ・ヘルスサイエンスセンターのキャサリン・R・スティーヴンスは次のように述べている。

『看護師のリーダーにとって高価値のケアを提供することは国家的目標であり、それは個人に対するよりよいケア、国民に向けたよりよい医療と高い価値を達成する「国家的質向上戦略*」として表明されている。ＩＯＭのレポート「質の隔たり*」と「看護の未来」では、エビデンスに基づく

＊ National Quality Strategy

ケア（EBP）を選択することの重要性が新たな話題として取り上げられた。CWはEBPの「裏の側面」を検討する。すなわち、効果がないかまたは悪影響を示すエビデンスが存在する実践を除外するという新規の施策だ。不要で効果のない処置や介入は、求められる医療のアウトカムには至らずケアの価値も損なわれる一方、コストを増大させるという考え方である。

CWキャンペーンでは、医療提供者と消費者の対話を助け、正確な情報に基づいた選択により、不要で効果のないケアを避けるための、エビデンスに基づく「推奨リスト」を策定している。看護師にはそうした意思決定に立ち会う医療チームの中で重要な役目がある。多くの場合一般的な実践では効果のない臨床の取り組み方が根づいており、それらを排除するため目標となる変革の施策が必要だ。

「看護の未来」キャンペーンの一項目として、看護師は安全と質の達成において多職種によるチームをリードし、ケアを変革するよう推奨されている。すなわち看護師のリーダーは最良の実践を促すことを原則とするため、日常のケアから無駄な実践を取り除くという原則も用いる。その原則は最良の実践を促す際によく使われるマネジメントの改革、チームのリーダーシップ、危機感の醸成、能力形成の促進などから生まれる。また、新しい概念である「実行に移すこと」とは、特定の場面でエビデンスに基づいた医療の介入を導入・統合し、実践パターンを変化させる戦略をとることをさす。

＊ Quality Chasm

戦略とはケアの場に変革の擁護者を配属し、幹部や最前線の看護師を巻き込み、組織の空気を管理することである。さらに一般の人々の意識を高めて患者や家族の関わりを深めること、行政職員をこうした変革の支援に携わらせること、CWキャンペーンによる実践の変化を追跡することである』

テキサス州でのCWパイロットプログラム

事前調査

パイロットプログラムでは、最初のステップとして二〇一五年後半にテキサス州全域のRNとAPRNの知識を評価する調査を行った（三七四人の看護師が参加し、そのうち二九五人がRNで、七九人がAPRN）。その結果RNの約四五％が「不必要な看護が行われるのはやや深刻な問題だ」と回答し、五二％は患者にとって不必要な治療を避ける上で大きな責任を感じた。また不必要な看護ケアの問題に対処するために最適な立場にあるのは誰かという質問には、「RN」という回答が圧倒的（七〇％）だった。

さらに不必要なケアや検査・手順の乱用につながる三つの理由として「有意義な話し合いのための十分な時間がない」「医療過誤問題への懸念」そして「安全を第一に考えたため」を挙げた。

また検査の手順や費用についてＲＮがかかわることは多くなく、半分以上の者が費用についての議論が全くなされない、もしくはまれにしか議論されないと答えた。大部分のＲＮは、不必要な検査や手順に対処するために最適な立場にあるのは臨床医やＡＰＲＮだと考えており、七八％の者が不要な看護ケアに対処するための最も効果的な方法は「ＥＢＰを用いること」と回答。自身のＥＢＰに関する知識については五二％が「ある程度の知識がある」と答え、二〇％は「あまり知識がない」と回答した。ＣＷキャンペーンについて聞いたことがあるＲＮは、二一％しかいなかった。

一方、調査に参加したＡＰＲＮの半数以上が「不必要な看護が行われるのはやや深刻な問題だ」とし、問題の対処に最適な立場にあるのは臨床医またはＡＰＲＮであると回答した。不必要なケアや検査・手順の乱用につながる三つの理由には「医療過誤への懸念」「検査や手順に対する患者のこだわり」「有意義な話し合いのための十分な時間がない」が挙がった。

検査の手順や費用についてＡＰＲＮがかかわることはしばしばあり、調査では四八％のＡＰＲＮが費用について「ときどき、または頻繁に議論される」と答えた。ＡＰＲＮの大多数（七四％）は「医師またはＡＰＲＮが不必要な検査や手順に対処する立場として最適だ」と考えている。なお、ＣＷキャンペーンについて聞いたことがあるのはＡＰＲＮでも二六％のみだった。そのうち九〇％が「推奨リスト」を有用と考えており、六七％が実際にリストを基に患者と話し合っており、また全員が患者と話す際に有用だと感じていた。そしてこれらのＡＰＲＮの約半数が、この一年の間に不必要な検査や手順を避けるため頻繁に患者と話すことを計画していた。

教育活動

事前調査の後、ＣＷパイロットプログラムの運営委員会はＡＡＮのサポートを受け、地方や州全域で開催される会合やカンファレンスで教育に重点を置いた看護師対象のプログラムを展開した。さらに継続教育を通じた看護師のＣＷトレーニングで信頼を得られるように取り組んだ。

また同運営委員会は、ＣＷの教育ビデオを制作し「推奨リスト」やキャンペーンを実践に取り入れる方法を看護師に紹介している。ＣＷに関する他の資料が医師や患者の視点に注目する一方で、このビデオにはケアチーム全体が組み込まれており、テキサス幹部看護師協会、テキサス州看護協会、テキサス・アクション連携チームなど、州全域のさまざまな看護師向けウェブサイトにアップされていた。

今後の展開として、同運営委員会はＣＷに関する意識変化を調べるため追跡調査を行うとともに、コミュニケーションと教育の対象を患者や他の医療専門職にも拡大していく。ＡＡＮは、テキサスでの取り組みを継続する一方、パイロットプログラムのプロセスや資料を活用し、他の州が同様の施策を行えるようにしている。

テキサス州での取り組みに触れた、ＣＷのウェブサイトの記事（二〇一五年七月一〇日）で、同州のルネッサンス・ドクター病院看護教育部門副部長、リサ・J・ウッドワード氏は次のように語っている。「患者の話を聞き、連携して必要なケアを提供することは、実践を行う看護師にとって常に重要です。私たち看護師は他の医療提供者と患者・家族とをつなぐ中心にいます。CWは、適切なケアについて重要な対話を始めるためにエビデンスを提供するものです。私たちは〝正しいこと〟をしようとしているのです」。

APRN主導で行ったCW施策のアウトカム

二〇一五年、ヴァンダービルト大学メディカルセンター（テネシー州ナッシュビル）は、一二カ月間にわたり六つのICUといくつかの特別室でラボおよび胸部X線の使用状況を追跡し、APRN主導によるCWプロジェクトの影響を調べた。

医師、看護師、病院の質評価の担当者、検査技師を含む学際的委員会の代表者がデータアナリストのサポートでデータ収集を精緻化し、進行中のプロジェクトの結果を検討するため月単位で鍵となる指標を調べたところ、概してAPRN主導の施策は臨床者の意識とオーダリング実践を向上させ、不必要な検査やケアの手技を減らす結果となった。これにより、臨床者の実践に変化を促し検査やケアの手技利用を改善する上でAPRNがCWキャンペーンの役割を果たせることが明らかになった。

この施策の効果が明らかになった後、他の施設のＡＰＲＮチームも参加しＣＷプロジェクトを実行しアウトカム追跡の結果をさらに広めることを目的とした、ヴァンダービルト高度実践看護コラボ*が始動した。このコラボでは約二〇の団体が毎月集まり問題点を話し合っている。リーダーシップを執るチームは、他の施設が各自のプロジェクトを始められるように指針を策定。そこには多様なプロジェクトにマッチするようにメソッドとヒントが書かれている。またオンライン・ディスカッションで日常的に会話を行うのもこのプロジェクトの特徴である。なお、コラボでは他の施設に向けて、組織づくりとプロジェクト開発・実施・評価の仕方をウェブ上で紹介している。

さらに二年後の二〇一七年、『高度実践看護のアウトカム評価：第四版**』にて、看護ケアの影響を示すため実践に特化した質指標に焦点を当て、全米規模で開始したコラボに関する情報と、ＣＷキャンペーンの一環としてＡＰＲＮの主導で行われた施策のアウトカムを紹介する新章が追加された。

ＣＷを電子カルテに導入し、六〇〇万ドルのコスト削減

シダーズ・サイナイ・メディカルセンター（カリフォルニア州ロサンジェルス）のロドリゴ・アル

＊ The Vanderbilt Advanced Practice Nursing Collaborative
＊＊ Outcome Assessment in Advanced Practice Nursing, Fourth Edition, Ruth M. Kleinpell eds, Springer, 2017.（未邦訳）

バン医師は、ICUでの外科パフォーマンスを向上させるため、一般外科レジデンシー・プログラムのアソシエートディレクターとして同センターに着任してまもなくある問題に気づいた。それは、外科ICUの患者が必要とは思えない検査を何度もオーダーされていることだった。

アルバン氏には高価値のケアを実践することに加えて外科医教育のリーダーとしての役割がある。過度なラボ検査からレジデントらに物質的・経済的削減の可能性を教えられるチャンスを見出した彼は、二〇一四年七月から二〇一五年六月にかけて外科ICUのラボ検査についてのCWプロジェクトを実施。レジデントらは、外科ICUで患者の状態の確認には必要のない多くのラボ検査が、かなり減ったことを確認できた。動脈血ガス分析、完全血球算定、基礎代謝プロフィール、凝固プロフィール、胸部X線、という五つのラボ検査において新しいプロセスを実施後、五つの検査すべてにおいて一〇％以上、とくに動脈血ガス分析では五〇％以上が減少したのだ。

同プロジェクトは、医学的アウトカムに影響なく多くのラボ検査を削減しただけでなく、結果的に年間七〇万ドル以上のコスト削減にもつながり二〇一七年の高価値実践アカデミック・アライアンス全国会議でベスト・レジデンシー・イニシアチブ賞を受賞する。そしてこの成功を土台に、同メディカルセンターはその後およそ一〇〇種類のCW推奨（ガイドライン）を電子カルテに導入し、ラボのオーダーがガイドラインに抵触した場合に警告されるようにした。このガイドライン導入により二〇一六年に年間六〇〇万ドル以上の節減ができたという。

ケアの高価値化の追求と、実利性の高いキャンペーンのあり方

シダーズ・サイナイ・メディカルセンターの事例は看護ケアに焦点を当てたものではないが、医療ケアの高価値化を象徴する興味深いケースと言えるだろう。前述したとおり看護におけるCWの取り組み拠点となったテキサス州は、そもそも医療ケアの高価値化を唱えるIOMの「看護の未来」を実現するために、キャンペーンを着実に推進してきた場所だ。米国でのCWキャンペーンは、こうした国を挙げた質向上戦略が、各分野のリーダーたちに浸透していることが前提になっているのだと考えられる。また、不必要な医療ケア（＝低価値）の排除が、すなわち高価値の追求として医療費のコスト削減につながるならば、この課題にはテキサス州のCWパイロットプログラムにおけるネットワーク構築と同様に、製薬・医療機器メーカーなどの民間企業も含む業界全体で取り組んでいくことが欠かせないだろう。そして、その中で看護がどのような役割を果たし得るのかを考えていく必要がある。

また、こうしたキャンペーンを高度に実利的な運動にしていくことが米国は非常に上手だ。専門職の教育以外にも、一般向けの講演の実施やポスター、パンフレット、財布サイズのカード、請求書への同封文書といったツールを利用したきめ細かなアピールを始め、公共広告放送やインタ

ビュー出演などのメディア戦略、動画、オンラインセミナー、ソーシャルメディアなどネット活用まで幅広い手段を投入してキャンペーンを強力に推進しているのだ。

そのほかミシガン州では自動車産業の退職者団体にキャンペーンの重要性をアピールしたり、UCLAグループが弱者支援を目的とした活動を行うなど、地域ごとの特色に合わせた展開も興味深い。

そして最も日本との違いを感じるのは、キャンペーンの活動資金を支えるロバート・ウッド・ジョンソン財団*における二〇一七年の資産が一一四億ドル(一兆二七〇〇億円あまり)にものぼること。ここから助成を受けた二一の団体によってCWキャンペーンは全米へと一気に普及したのである。

さらに注目すべきは、同財団の支援を受けてCWキャンペーンを主導するABIM財団がこのキャンペーンに貢献する人を「チャンピオン」と呼んで褒め称えていることだ。

そこには、社会が掲げるビジョンを共有し、個人という草の根から社会全体に向けてそのビジョンを具現化していく推進力となるエネルギーや確固たる志のようなものを垣間見ることができる。

* Robert Wood Johnson Foundation (RWJF)

看護師と患者が質問すべき二五の事柄

米国看護アカデミー

本稿は、米国看護アカデミー（American Academy of Nursing）がまとめた「Twenty-Five Things Nurses and Patients Should Question」（https://www.choosingwisely.org/societies/american-academy-of-nursing/）の翻訳である。①〜⑤は二〇一四年一〇月一六日、⑥〜⑩は二〇一五年四月二三日、⑪〜⑮は二〇一六年六月一二日、⑯〜⑳は二〇一七年三月二一日、㉑〜㉕は二〇一八年四月一九日にリリースされた（最終更新：二〇一八年七月一九日）。

①リスク因子のない妊婦の陣痛の際、継続的な電子的胎児心拍数（ＦＨＲ）モニタリングを自動的に始めない。まず間欠的聴診（ＩＡ）を検討する。

分娩中の継続的な電子的ＦＨＲモニタリングは、多くの病院で通常の手順であり、帝王切開や吸引・鉗子分娩の増加と関連するが、アプガースコア（出生直後の新生児の健康状態を評価する指標）やＮＩＣＵへの入院、分娩時胎児死亡率は改善されていない。ＩＡによって分娩中の女性は自由に動けるようになり、陣痛に耐え、重力を使って分娩を促す能力も高まる。直立位や歩行ができること、分娩の第一段階を短時間にすることや、帝王切開・硬膜外麻酔を減らすことにつながる。

②高齢者を入院中、ベッドに寝たきりにしたり、椅子に座らせたままにしたりしない。

自立歩行能力のある高齢者が入院中に歩行能力を失う割合は六五％に及ぶ。入院中に歩くことは高齢者の機能的能力を維持するために重要である。自立歩行できなければ入院期間が延び、リハビリの必要性が増し、老人ホームへの入所が必要となり、入院中や退院後に転倒のリスクが増し、介護者への要求が過剰になり、高齢者が死亡するリスクも高まる。入院中のベッドでの安静や歩行制限（単に椅子に座るのみ）は体調不良の原因となり、入院した高齢者が自立歩行できなくなる主な要因の一つである。入院中に歩く高齢者は退院までに歩行能力が向上し、短期間で退院し、日常生活の基本的活動を自立して行う能力が改善し、術後の回復も早い。

③高齢の入院患者を身体拘束しない。

拘束がもたらすのは、解決ではなく深刻な合併症、さらには死亡などの問題である。身体拘束は、苦痛に対する身体的反応や医学的状態の変化が生じたときに利用されることが多い。こうした状況で求められることは即時の判断や注意であり、拘束ではない。拘束しない安全で質の高いケアは、学際的なチームや老年看護のエキスパートがスタッフを助け、予測や確認をして問題に取り組むことで達成できる。すなわち、家族や他のケア提供者が患者のいつもの動作や行動、ケアについて話し合うこと、組織的観察や評価尺度を用いて侵襲的治療機器を早期に中止すること、スタッフは拘束や組織文化を学び、組織は拘束を行わないケアを支援することである。

④患者の状態やケアのために特段の必要がなければ、ルーチンのケアとして患者を起こさない。

研究によって、睡眠不足は呼吸や循環、免疫状態、ホルモン機能、代謝にマイナスの影響を及ぼすことが明らかになっている。また、睡眠遮断は身体的活動の遂行能力にも影響し、せん妄や抑うつ、その他の精神障害にもつながる。多様な環境要因は入院患者の正常な睡眠能力に影響を及ぼす。要因とは、雑音や患者のケア活動、痛みや投薬、それに伴う健康状態など患者に関連する要因である。

⑤特別に必要な症状がなければ、患者に留置尿路カテーテルを使用したり、継続したりしない。

カテーテル関連尿路感染症（CAUTIs）は米国で最も起こりやすい医療関連の感染症である。ほとんどのCAUTIsは尿路カテーテルに関係しているため、留置尿路カテーテルの使用を減らし、できるだけ早くカテーテルを外すことによって感染症の多くは防ぐことができる。CAUTIsは米国の医療コストが増加する原因であり、入院患者の深刻な合併症につながる可能性がある。

⑥放射線皮膚炎の予防・治療としてアロエベラを使用しない。

放射線皮膚炎は患者に痛みや痒みをもたらし、QOLや身体イメージ、睡眠に影響が及ぶ。重度の放射線皮膚炎は投与量の減量や治療延期を余儀なくし、がんの適切な治療能力にマイナスの影響を及ぼす。治療を受ける患者の母集団にもよるが、放射線皮膚炎の発生率は九五％と高い。発生率を記録した研究では、主に乳がん治療を受ける女性に生じている。

多くのインターネットサイトでは、一般的に放射線療法による「日焼けのような」反応と呼ばれるものに対し、個人向けにアロエを販売している。研究によるエビデンスでは、アロエベラは放射線皮膚炎の予防や治療には効果的でないことが示されており、ある研究では、アロエベラの使用で患者のアウトカムが悪化すると報告されている。

アロエベラは効果的ではないことが示され、皮膚の反応が悪化する可能性があるため、放射線療法を受ける患者は、放射線療法による皮膚反応の予防や治療にアロエベラを使うべきではないことを知る必要がある。

⑦がん治療目的で化学療法を受けている患者に対し、抹消神経障害症状の予防または治療のためにL-カルニチン／アセチル-L-カルニチン・サプリメントを使わない。

末梢神経障害はいくつかの化学療法剤の慢性的な副作用である。このことは患者にとって重要なQOL問題となり、機能的能力や快適性に影響する。一般社会では多くのインターネットサイトでハーブや栄養補助食品が販売され、特に末梢神経障害の症状に対して、L-カルニチンやアセチル-L-カルニチンを勧めている。このサプリメントは医師の処方なしで入手できる。エビデンスではカルニチン・サプリメントの使用は効果がないことが示されているばかりでなく、研究では症状を悪化させることも明らかになっている。

現在の専門的なガイドラインは、化学療法で誘発される末梢神経症状の予防にL-カルニチンを使用しないよう強く勧めている。看護師は、患者ががんの化学療法を受けている間、この栄養補助食品を使用しないよう教える必要がある。

⑧がん患者に、治療中・後は疲労や他の症状への対処として、身体的を動かしたり運動を行うようアドバイスを怠らない。

がんの治療中に疲労がある患者は九九%に上り、多くの人が治療終了後の数年間、持続性の疲労を経験する。人々が疲労を感じるときに休息しようとするのは自然な傾向であり、医療提供者は伝統的に、病気のときは休息し、激しい活動を避けることが大切だと教育されている。このような伝統的見解とは異なり、がんケアの多くの段階で筋力への負荷や有酸素運動を行うことは安全に実行可能であり、疲労症状を減らす効果があることが示されている。運動は不安やうつ症状について好影響があることも明らかになっている。

現在の専門的なガイドラインでは、禁忌がなければ早歩きやサイクリング、水泳など中程度の運動を毎週一五〇分、二〜三つの強度のトレーニングセッションと併せて実施することを推奨している。

⑨がん治療で誘発される口腔粘膜炎の予防や対処のために、マジック・マウスウォッシュ（混合薬用洗口液）を使用しない。

口腔粘膜炎は化学療法剤のほか、治療域に口腔粘膜を含む放射線療法を行うことによって生じる痛みなどの副作用である。痛みのある粘膜炎は飲食能力を損ない、ＱＯＬに影響を及ぼす。口腔粘膜炎を発症すると、がん治療中に適切な栄養摂取を維持するため、ペインコントロール目的の入院や完全非経口栄養法が必要となる。混合薬用洗口液は「マジック・マウスウォッシュ」「デュークのマジック・マウスウォッシュ」「メアリーのマジック・マウスウォッシュ」といった名前でも一般に知られており、口腔粘膜炎の予防や治療のために広く使われている。これらは薬局で調合されることが多く、高価で医療保険の対象ではないかもしれない。

研究によれば、マジック・マウスウォッシュは味覚変化の原因となり、部分的に副作用を起こし、塩やベーキングソーダ（重炭酸ナトリウム）ですすぐよりも効果がないことが報告されている。むしろ、頻回に口腔衛生を続けることと、塩あるいはソーダによる洗口のほうが役立つ。

⑩低酸素症ではないがん患者に対し、呼吸困難緩和のための酸素補給を行わない。

がん患者全体で呼吸困難の有病率の報告は二一〜九〇％であり、がん診断とは関係なく、死亡前六カ月間に呼吸困難の有病率と重症度は高まる。酸素補給療法は、一般的に正常範囲の動脈酸素レベルにかかわらず、病状が進行した患者に対し呼吸困難を緩和するために処方され、標準的なケアとみなされている。酸素補給は高価で、酸素装置の使用に関連してさまざまな安全リスクがある。また、患者は機能制限されていると感じ、装置につながれていることで苦痛に思う。

個別の研究やシステマティックレビューでは、緩和のための酸素（低酸素症ではない患者の場合の投与）は呼吸困難を改善しないことが一貫して示されている。呼吸困難に対するケアは、高価で非効果的な介入よりも、緊急のオピオイド放出など、有効性が示された介入に集中すべきだ。

⑪陣痛の誘発や促進を奨励したり、医師の指示なくそれらを行ったりしない。――自然分娩は女性と乳児にとって最も安全であり、安全性を向上させ、短期的にも長期的にも母体と乳児の健康を促進するという利点がある。

米国における陣痛誘発率は一九九〇年以来二倍以上に増えた（全分娩の二三・四％）。この増加は、妊娠において陣痛誘発を正当化する妊娠時の医学的状態が同様に増加したことが原因だとは考えられない。

研究者らは、何らかの理由による陣痛誘発は、女性と乳児にとって多くの合併症リスクを増大させることを示している。陣痛誘発によって結果的に自然分娩以上の分娩後出血をもたらし、輸血や子宮摘出、将来の妊娠における胎盤着床異常、長期入院、追加の再入院といったリスクが増す。さらに陣痛誘発は、帝王切開分娩のリスクが非常に高いこととも関係する。乳児にとっては胎児ストレスや呼吸器疾患の増加を含む、健康に対する多くのマイナスの影響と関連している。

分娩における選択的陣痛促進剤のリスクに対する効果を調べた研究は限られている。また一方、選択的誘発に関連した多くのリスクは陣痛促進剤でも同様である。最新のシステマティックレビューでは、自然分娩の第一段階がゆっくり進んでいる女性が外因性オキシトシンにより陣痛を促進した場合、帝王切開率はオキシトシンを使用しなかった場合と変わりないことが示された。この結果から、帝王切開手術を減らすという陣痛促進剤使用の主な論拠は疑問視されている。

医師の指示ではない陣痛誘発に関連した深刻な健康問題に加えて、病院や保険会社、医療提供者、女性は分娩に関わる多くの金銭的影響を考慮しなければならない。米国において、合併症のない帝王切開の平均費用は、合併症のない普通分娩より六八%多い。さらに、普通分娩の女性は帝王切開よりも入院が短期で、再入院や感染症が少なく回復も早い。

⑫妊娠中、女性と胎児のリスクを検討、重視することなくオピオイド系鎮痛剤を処方しない。

子宮内でのオピオイド暴露は、乳児にとって新生児薬物離脱症候群(NAS)や、行動と認識に影響する発達障害等のリスクにつながる。

妊婦にオピオイドを使用した病院での分娩は、二〇〇〇年の一・一九件/一〇〇〇件から、二〇〇九年には五・六三件/一〇〇〇件と著しく増加した。処方オピオイドは痛みの治療に最も効果的な薬である。しかし定期的または長期のオピオイド使用は身体依存、ときには中毒の原因となる。妊娠中にオピオイドを処方されたり、使用し続けたりする女性は、自分自身や乳児にとってのリスクを理解していないかもしれない。

妊婦と胎児は本質的に影響を受けやすく、オピオイド依存は脆弱性を強める。妊娠中にオピオイドを使用した女性は、早産や胎児の生育不良、死産のリスクが増すだけでなく、抑うつや不安、慢性的な症状の発生率が高いことが明らかになっている。妊娠中にオピオイドを使用した女性は、非使用者に比べて入院が四倍長期化しやすく、入院費用をかなり多く負担していた。

NASは、母親の子宮内で化学物質(通常はオピオイド)にさらされた新生児に起こる。子宮内でのこうした化学物質への暴露は、新生児に生後の離脱症状を経験させる原因となる。

NASの症状は、母親が使った化学物質の種類や量、母親と胎児の薬物代謝の仕方、母親が薬物を使用した期間によって異なる。皮膚が赤くなる炎症やくしゃみから、呼吸器合併症、出生時体重の軽さ、未熟児、授乳困難、極端な過敏症、発作まで多岐にわたる。

⑬分娩時、医学的必要性なしに母親と新生児を引き離さない。むしろ分娩後すぐ母親とスキンシップできる場所へ児を移せるようにし、入院中は自室で共に過ごすよう働きかける。

母親と新生児を一緒にしておくことで、母子の愛着や早期の持続的母乳栄養、生理学的安定が促される。スキンシップケアと母乳栄養を早く始めればアウトカムが最適となり、健康な正期産児であっても、早産児や脆弱な新生児であっても著しく死亡率が下がる。母乳栄養は乳児栄養摂取の理想形であり、社会的な標準であるべきだ。

乳児と母親にとっての多くの健康上の利点と、母乳栄養に関連する医療の経費節減を考慮すると、母乳栄養は国民の健康を総合的に向上させる世界的な公衆衛生の施策となっている。乳児は、生後六カ月間は母乳のみの授乳が理想的である。

その後、適切な補助食品を導入し、一〜二年間、もしくは求められる間は母乳栄養を継続したほうがよい。世界中のすべての子どもたちがこの基準に従って育てられれば、毎年推定一五〇万人、五歳未満の子どもの命が救われるだろう。

⑭せん妄を予防もしくは治療するために、まずその根底にある原因を評価することなく、また取り除くことも治療もせず、非薬理学的なせん妄予防法や治療法を用いることもなく、鎮痛剤や抗精神病薬、睡眠薬を頓用で投与しない。

せん妄治療の最も重要な手順は、せん妄の根底にある原因を特定し、取り除き、治療することである。せん妄は他の医学的な状態や薬物中毒、離脱症状、有害物質への暴露の直接的な生理学的影響、あるいは複数の病因が原因であることが多い。したがって、臨床医は詳細な病歴を記し、理学的検査を行い、適切な臨床／診断検査を指示し、徹底的に薬品使用量を調査し、潜在的にせん妄発症を促す薬を中断するべきだ。

多くの医薬品やそれに類するもの（例えばベンゾジアゼピン系、抗コリン作用薬、ジフェンヒドラミン、鎮静催眠薬）はせん妄の進行と関連があるため、それらの頓用による投与はできれば避けたほうがよい。さらに、これらの薬は害となる可能性があり、またせん妄の予防と治療について、抗精神病薬の安全性と有効性を立証する十分なエビデンスがないため、激しく興奮していたり、自身あるいは他者を傷つけたりする危険のある患者の場合に、最小有効量、最短期間でのみの投与とする。

せん妄の予防については、医療機関が学際的チームによる多様な非薬物的介入を入院期間中一貫して行うよう勧める。

⑮異常な精神状態、あるいは混乱症状を呈する高齢者について、精度が高く有効な簡易評価ツールを使い、せん妄か、あるいは認知症に併発するせん妄であるかを評価することなく、認知症の診断を行わない。

せん妄は特に病院で高齢者によく起こるが、看護師や医療スタッフにはほとんど認識されておらず、記録されていない。

せん妄が起こるのは入院中の高齢者の五十%、認知症に併発するせん妄は九〇%と高率である。

せん妄は、早期に検知されない場合、入院の長期化や高額費用、高齢者のQOL低下、といったよくない臨床的アウトカムにつながる。治療可能で可逆性であることが多いが、認知症はそうではないため、認知症の高齢者に不適切な診断をすると、感染症や薬の副作用、硬膜下血腫といった生命を脅かすアウトカムにつながり、せん妄の原因となっている根底の健康状態を見落とすかもしれない。

せん妄は医療機関や社会にとって極めて費用がかかり、毎年一四三〇億ドルから一五二〇億ドルと推定される。看護師と医師はせん妄を誤認識することが多い。日常的なケアで発見されるのはせん妄例の一二~三五%のみであり、機能減退性せん妄や認知症に併発するせん妄は見落とされやすい。

⑯水頭症の子どもに対し、シャントの不具合を評価するための頭部CTを日常的にオーダーしない。

CTスキャンは四〇年以上画像診断に利用されてきたが、シャント不具合の評価に頭部CTが常時必要だとは考えないほうがよい。なぜなら、CTは水頭症の子どもに対する通常の画像モードではなく、こうした患者は一般人よりも累積放射線被爆量が非常に多いからだ。子どもたちは、累積放射線被爆量が多くなるとがんのリスクが高まる。したがって、CTスキャンは、放射線被爆および放射線誘発がんのリスクを減らすことが保証されている場合にのみ行うべきだ。

開放性泉門がある場合は頭部の超音波診断、脳室シャント術を受けた小児患者に対して電離放射線の暴露量を減らすには高速連続の磁気共鳴画像(MRI)スキャンを利用することを考慮する。高速連続のMRIは正規MRIほど高価ではなく、コスト面ではCTスキャンと同等である。高速連続MRIは速いため鎮静剤を使用する必要がなく、さらにコストおよび鎮静剤使用による医学的リスクを軽減する。

CTスキャンは緊急事態には使用できるが、子どもに金属や機器が埋め込まれている場合はMRIの代わりにできない。

⑰単純型熱性痙攣がありつつ神経学的には健康な子どもについて、EEGを日常的にオーダーしない。

熱性痙攣は生後六〇カ月内に起こる最も一般的な痙攣である。ケア提供者の不安は神経学的診断検査の要請へとつながることが多い。注意は、熱の原因を発見することと、その治療に向けるべきだ。脳波(EEG)検査は高価で、アウトカムあるいは治療方針を変えることがなく、ケア提供者と子どもの不安を高める。

EEGは、熱性痙攣の再発や単純型熱性痙攣の患者が将来てんかんになるかどうかを予測できることが証明されていない。また、無熱性痙攣や複雑型熱性痙攣を呈している子ども、神経障害のある子どもの場合は、オーダーできる。

⑱高齢者の脊椎手術後の筋痙攣にジアゼパムを投与しない。

典型的な脊椎手術の治療では、その複雑さゆえに傍脊柱筋群の両側性乖離が伴う。これらの筋肉の痙攣は術後としては一般的である。こうした痙攣の治療では薬理学的介入と非薬理学的介入の両方を行うべきだ。

成人の加齢に関連した変化は、代謝と体内の薬物消失に影響し、結果的に薬の半減期を長引かせる。ベンゾジアゼピン系の中でジアゼパムは、特に半減期の長さと多くの活性代謝物に起因する問題がある。ベンゾジアゼピン系は過剰な鎮静や呼吸抑制の可能性、せん妄リスクの増大、入院回復期間の長期化につながる。ベンゾジアゼピン系は確実に高齢者の転倒と関係があり、避けるべきだ。利用できる効果的な非薬理学的介入は、温める、冷やす、整復、マッサージなどである。

⑲重度の慢性頭痛がある子どもの場合、腰椎穿刺（LP）開口圧力を信頼できる頭蓋内圧の評価基準として使わない。

患者の体位と圧力計の程度は多様であるため、LP圧力測定には多くの欠点がある。「経時測定」したとして、それが時間の経過とともに症状と相関するはずはなく、麻酔薬は誤読の原因となる。

患者は日常的な活動を行いながら、頭蓋内モニターで経時的に頭蓋内圧を測定する。内科的・外科的治療の決定は頭蓋内圧の開放に基づく。圧力の不正確な読みは、頭蓋冠の拡張やシャントの修正、腰椎－腹膜シャントの留置といった不要な手術のほか、不要な薬物療法につながる。

⑳脳卒中患者が最初の嚥下スクリーニングに失敗しなければ、患者に対し「正式な」嚥下評価をオーダーしない。

嚥下障害（嚥下困難）は脳卒中の発症患者に一般的で、急性脳卒中患者の五〇～六〇％に起こる。これは誤嚥や肺炎、入院の長期化、障害、死亡のリスクが高まることと関連する。

嚥下スクリーニングは、急性脳卒中を呈した患者について誤嚥リスクを迅速に判断する際に重要だ。その目的は正式な評価を必要としない人と、安全に口から食事と薬を摂取できる人を確認することであり、正式な嚥下評価は急性脳卒中の患者すべてに必要とされていない。正式な嚥下評価は最初のスクリーニングに合格しなかった患者に実施できる。

㉑手術後の外科患者に対し、静脈血栓塞栓症（VTE）を機械的に予防する方法として段階的圧迫ストッキングを日常的に用いない。間欠圧迫療法装置を使うことを考慮する。

血栓塞栓症は、入院患者の合併症や死亡、増え続ける公衆衛生問題の大きな原因である。誰もがVTEを発症するわけではないが、研究によれば、外来でのVTEイベントの半数は最近の入院と直接の関連がある。これらのイベントの多くは薬理的または機械的VTE予防法によって避けることができる。機械的装置を推奨する現在のガイドラインは、帝王切開分娩後でVTEが高リスクの女性を除き、間欠的空気圧迫（IPC）装置を優先し、段階的圧迫ストッキング（GCS）を勧めてはいない。このIPC装置は段階的圧迫ストッキングに比べ、皮膚への有害事象を最小限にとどめ、患者の快適性を高め、臨床医の判断を可能にする。

㉒客観的に記録された心血管・呼吸器・行動パラメータに基づいて必要性が認められなければ、入院中の子どもや青少年に対し、心臓・呼吸またはパルスオキシメトリーによる継続的モニタリングを行わない。

看護師は患者のバイタルサインや傾向を追跡し、患者の状態悪化のサインを判断しやすいように、心電図（ECG）や呼吸器、パルスオキシメトリーのモニタリングを継続的に行う。

しかし、パルスオキシメトリーや生体機能のモニタリングが不適切に使われた場合、著しい経費負担が医療機関全体に影響する。さらに、何度ものアラーム警報や、その警報による騒音はアラーム疲労の原因となる。職場環境において高頻度で誤報が発生すると、音を鳴らさないようにされたり、医師が鈍感になり認識されなかったりして臨床的に重要なアラームが埋もれてしまう。

アラーム疲労に加え、小児科の患者に対する継続的なベッドサイドモニタリングは、モニターを使用すれば患者は「無事」で、看護師が患者の状態変化を記録するのは簡単だろう、という誤ったセキュリティ感覚を与える。毎時間セイフティチェックを行う場所で、継続的なベッドサイドモニタリングは利用しないほうがよい。小児科患者の状態変化をモニターして悪化を確認するには、標準化された早期警告ツールを用いる看護アセスメントに注目するべきだ。

㉓単独の鈍的実質臓器損傷で、血行動態的に正常な小児患者について、ヘモグロビンやヘマトクリット検査を日常的に繰り返さない。

ヘモグロビンとヘマトクリットのプリセット時刻でのインターバル測定は、早期に不安定さを検出する装置としてはもはや望ましくない。

臨床的不安定は、年齢特有の頻脈や低血圧、呼吸促拍、低尿量、異常な精神状態、もしくはケアや調査のレベルを上げる理由となった何らかの著しい臨床的悪化といった生理学的基準で判断される。したがって年齢からみて生理学的に正常なバイタルサインを示す、単独の実質臓器損傷の子どもについてラボ検査を日常的に繰り返す必要はない。

㉔認知症があり、行動心理症状を示す長期ケアの入所者に対してケアを行う場合、緊急時を除き、身体的拘束や化学的拘束をしない。その代わり、可能な限り常に第一のケア方法として、満たされていない欲求や環境要因を評価し、非薬理学的方法で介入する。

苦痛の行動心理症状（BPSD）として、攻撃性、興奮、徘徊、破壊的発声、不安、無気力、幻覚、抑うつなどがある。認知症の人の多くがこうした症状を経験することになる。その結果、QOLが低下し、急速に認知や機能も衰え、虐待の危険が高まり、ケア提供者の負担となり、米国の医療機関に多大なコストがかかる。実際、認知症ケアは糖尿病やがん、心臓病を含め、最も費用のかかる病気のひとつである。

BPSDは、認知症全体の三〇％という膨大な費用を占めている。こうした症状に関連する人的金銭的コストの高さにもかかわらず、その治療は引き続き開業医の課題であり、長期ケア分野における研究では依然として最優先である。

BPSDは、健康状態の変化や満たされていない欲求、人のストレスの閾値を超える環境がきっかけになることが多いため、有害事象のリスクが伴う身体的拘束や化学的拘束に頼るより、それらのきっかけへの対処が第一の対策となる。

㉕患者の頭髪を含め、手術部位の毛髪を除去しない。ただし毛髪除去が必要な場合は、剃毛せずクリップで留める。

手術部位の毛髪除去は、剃刀が原因の微小外傷を理由として、手術部位の感染症率の増加と関連があると考えられている。特に、脳外科手術に先立って患者の頭部を剃毛すると、毛髪や皮膚の微生物叢による自然な防御効果を損ない、さらに頭皮の微小擦過傷の原因となり、感染症リスクを増大させる。術後創感染によって経費が増し、入院が長期化する。

どんな種類の外科手術でも、毛髪除去を考慮すべき場合がある。例えば緊急頭骨切開中や、外科医が外科的処置のために毛髪除去が必要と判断したときは常に考慮する。

手術部位の毛髪除去では、クリッピングや脱毛剤を用い、剃刀は使わない。その転機となったのはクルーズ（一九七三）による二三、六四九件の手術創に関する非実験的研究で、剃刀剃毛による手術部位の感染率は二・三％、クリッピングは一・七％、毛髪除去を行わなかった場合は〇・九％だった。にもかかわらず、手術部位の剃毛は継続されている。付け加えると、ほとんどの患者が頭髪がなくなることを恐れており、剃毛は患者の身体イメージにマイナスの影響を与える。

Choosing Wiselyキャンペーンと看護界

井部俊子
いべ・としこ◉長野保健医療大学教授

患者や代理決定人に負担をもたらした「インフォームド・コンセント」

今から四二年前に三五歳で乳がんの手術をしたという女性は、医師から「細胞に異常が見られるので検査しましょう」、さらに「お子さんが二人いらっしゃるので安心して手術します」と言われて従った。医師は病名をはっきり告げず、患者は胸の大きな傷あとを見ながら毎日メソメソしていた。子どもとお風呂にも入れず、夫には離婚してくださいと告げ、自殺も考えた。夫は「お前のいのちも俺のいのちも神が決めたいのち」と言ってくれたと語る。

わが国では、一九九二(平成四)年、医療法改正の国会審議において、医療提供の際のインフォームド・コンセントの在り方が取り上げられた。一九九三（平成五）年七月に「インフォームド・コンセントの在り方に関する検討会」（座長：柳田邦男）が設置され、約二年間の検討ののち報告書がまとめられた[1]。筆者も委員の一人であった。報告書はこのような書き出しで始まる。「『医師が一方的に決める時代は終わった』、『何のクスリをのまされているかわからないという時代は終わった』……そう言えるような新しい医療の在り方に向かって、いま、日本の医療が大きな転機を迎えている。その転機を推進するキーワードとして、インフォームド・コンセントがある」と。

四半世紀が経過して、世の中は「インフォームド・コンセント」によって、かつて、医師主導であった治療の選択が患者の手に渡されるようになり、看護師がインフォームド・コンセントの場に同席し役割を果たすことが当然の時代になった。しかし、医療の高度化や多様化、そして何よりも情報化の進展が著しい現代にあって、むしろ患者の「選択」そのものに大きな負担がかかり始めている。

二〇一二年、筆者は「代理決定支援における『新しい仕事』」と題した看護のアジェンダを執筆した[2]。この論考は、大蔵暢氏の「老衰終末期における代理決定」という記事に基づいている。ここでは代理決定のプロセスにおいて、「明確な医学的アドバイスを与える」ことが指摘される。つまり、医師が「〇〇さんの現状や事前の意思、ケアのゴールを考慮すると、胃ろう造設をお勧めしません」と明確なアドバイスを行うことで、代理決定人の行う苦渋の決断への罪悪感や責任感を軽減できるのではないかと述べている。大蔵は、老衰自然死を決断する責任を肩代わりすることも、超高齢社会の医師に与えられた「新しい仕事」の一つであると述べている。私はこの提案に賛同するとともに、そうした新しい仕事に看護職や介護職も参画すべきであると考えた。しかもこの新しい仕事は、対象を代理決定人に限定することなく、インフォームド・コンセントによって意思決定を迫られとまどっている意思決定者たちに拡大されよう。

いまこそ看護専門職も貢献を

Choosing Wisely キャンペーンは、こうした考えの延長線上に位置づけられる。第一項で小泉氏が記述しているが、たしかに「私たちが行っている医療やケアは少し『やり過ぎ』ではなかろうか」と思う。患者安全の観点からも過剰な医療については立ちどまって考え直してみる必要がある。

私は、ハワード・ブロディ博士によるＮＥＪＭ誌上での呼びかけ「医療改革における医療界の倫理的責任――上位五つのリスト」(10ページ参照)に賛同し、博士の主張に倣って日本のすべての看護学会に次のように緊急提言したい。

・それぞれの専門学会が、直ちに学会内で最も優秀な調査メンバーを任命して、「五つのリスト」を策定すべきである。

・メンバーには、生物統計学者、医療政策学、ＥＢＭの専門家を含めるべきである。
・いったん、「五つのリスト」について合意できれば、できるだけ早く、会員を啓発するための具体的な方策も示すべきである。
・都合のよい〝抜け道〟ではなく、学会の真剣さを示すリストが望まれる。[3]

Choosing Wisely Japan の設立宣言[4]にあるように、「わが国においても根拠に乏しいまま実施されている医療の見直しを推進し、患者にとって臨床上の効果が高く、害の少ない医療を実現するために」看護専門職も貢献することができるのは「いま」である。

〈引用文献〉

1　厚生省健康政策局総務課監修・柳田邦男編集：元気が出るインフォームド・コンセント、中央法規、一九九六．
2　井部俊子：看護のアジェンダ、医学書院、二〇一六．
3　Brody H.: Medicine's Ethical Responsibility for Health Care Reform - The Top Five List, New England Journal of Medicine, 362, p.283, 2010.
4　Choosing Wisely Japan ウェブサイト (https://choosingwisely.jp/about/)

「Nursing Today ブックレット」の発刊にあたって

日々膨大な量の情報に曝されている私たちにとって、一体何が重要でどれが正しく適切なのかを見極めることがますます難しくなってきています。

そこで弊社では、看護やケアをめぐりいま社会で何が起きつつあるのか、編集部員のさまざまな問題意識（＝テーマ）を幅広くかつ簡潔に発信していく新しい媒体、「Nursing Today ブックレット」を企画しました。

あえてウェブでもなく、雑誌でもなく、ワンテーマだけの解説を小冊子にまとめる手段を通して、医療と社会の間に広がる多様な課題について読者の皆さまと情報を共有し、ともに考えていくための新たな視点を提案していきます。（二〇一九年六月）

Nursing Today ブックレット・01

患者《かんじゃ》の「賢《かしこ》い選択《せんたく》」を支《ささ》える看護《かんご》

――Choosing《チュージング》 Wisely《ワイズリー》

二〇一九年六月一日 第一版第一刷発行 〈検印省略〉

著　者　小泉《こいずみ》俊三《しゅんぞう》・井部《いべ》俊子《としこ》

発　行　株式会社 日本看護協会出版会
〒一五〇-〇〇〇一
東京都渋谷区神宮前五-八-二
日本看護協会ビル四階
〈注文・問合せ／書店窓口〉
電　話：〇四三六-二三-三二七一
FAX：〇四三六-二三-三二七二
〈編集〉電話：〇三-五三一九-七一七一
http://www.jnapc.co.jp

編集協力　福元ゆみ
デザイン　「Nursing Today ブックレット」編集部
印　刷　日本ハイコム株式会社

 ISBN978-4-8180-2192-1